MAIGRIR SAINEMENT

- GUIDE COMPLET -

Mia Editions

Bienvenue dans "Le Guide Complet pour Maigrir Saine-ment". Ce livre a été conçu pour t'accompagner dans ton parcours de perte de poids de manière saine, durable et épanouissante. Que tu sois au début de ton voyage ou que tu cherches à maintenir tes résultats, ce guide te fournira les outils, les connaissances et la motivation nécessaires pour atteindre tes objectifs.

La perte de poids est un défi que beaucoup de personnes rencontrent à un moment de leur vie. Cependant, il est important de comprendre que chaque parcours est unique et que la clé du succès réside dans une approche équilibrée et bienveillante envers soi-même. Ce livre ne propose pas de solutions miracles ou de régimes drastiques, mais plutôt des stratégies éprouvées et des conseils pratiques pour t'aider à adopter un mode de vie sain et durable.

Nous aborderons ensemble les principes fondamentaux de la nutrition, l'importance de l'activité physique, la gestion du stress et du sommeil, ainsi que des recettes délicieuses et équilibrées. Tu découvriras également des témoignages inspirants de personnes ayant réussi à atteindre leurs objectifs de perte de poids, ainsi que des réponses aux questions courantes et des astuces pour rester motivé.

Notre objectif est de t'aider à te sentir bien dans ton corps et dans ton esprit, tout en adoptant des habitudes de vie saines qui te permettront de maintenir tes résultats à long terme. Nous espérons que ce livre sera une source d'inspiration et de soutien tout au long de ton parcours.

Prépare-toi à entamer un voyage transformateur vers une vie plus saine et plus épanouissante. Ensemble, nous allons relever ce défi et atteindre tes objectifs de manière saine et durable.
Bonne lecture et bon courage !

Bienvenue dans "Le Guide Complet pour Maigrir Sainement". Ce livre a été conçu pour t'accompagner dans ton parcours de perte de poids de manière saine, durable et épanouissante. Que tu sois au début de ton voyage ou que tu cherches à maintenir tes résultats, ce guide te fournira les outils, les connaissances et la motivation nécessaires pour atteindre tes objectifs.

La perte de poids est un défi que beaucoup de personnes rencontrent à un moment de leur vie. Cependant, il est important de comprendre que chaque parcours est unique et que la clé du succès réside dans une approche équilibrée et bienveillante envers soi-même. Ce livre ne propose pas de solutions miracles ou de régimes drastiques, mais plutôt des stratégies éprouvées et des conseils pratiques pour t'aider à adopter un mode de vie sain et durable.

Nous aborderons ensemble les principes fondamentaux de la nutrition, l'importance de l'activité physique, la gestion du stress et du sommeil, ainsi que des recettes délicieuses et équilibrées. Tu découvriras également des témoignages inspirants de personnes ayant réussi à atteindre leurs objectifs de perte de poids, ainsi que des réponses aux questions courantes et des astuces pour rester motivé.

Notre objectif est de t'aider à te sentir bien dans ton corps et dans ton esprit, tout en adoptant des habitudes de vie saines qui te permettront de maintenir tes résultats à long terme. Nous espérons que ce livre sera une source d'inspiration et de soutien tout au long de ton parcours.

Prépare-toi à entamer un voyage transformateur vers une vie plus saine et plus épanouissante. Ensemble, nous allons relever ce défi et atteindre tes objectifs de manière saine et durable.
Bonne lecture et bon courage !

Sommaire

Chapitre I

Introduction

Présentation du livre et de ses objectifs

Bienvenue dans "Le Guide Complet pour Maigrir Sainement".

Ce livre a été conçu pour t'accompagner dans ton parcours de perte de poids de manière saine et durable. Que tu sois au début de ton voyage ou que tu cherches à maintenir tes résultats, ce guide te fournira les outils, les connaissances et la motivation nécessaires pour atteindre tes objectifs.

Les objectifs de ce livre sont multiples :

Éducation : T'informer sur les principes fondamentaux de la perte de poids, y compris la nutrition, l'exercice et le métabolisme.

Pratique : Te fournir des conseils pratiques et des stratégies que tu peux intégrer dans ta vie quotidienne.

Motivation : T'encourager et te soutenir tout au long de ton parcours, avec des témoignages inspirants et des astuces pour rester motivé.

Durabilité : Promouvoir des méthodes de perte de poids qui sont saines et durables, évitant les régimes drastiques et les solutions rapides.

Importance de la perte de poids saine

La perte de poids saine est essentielle pour plusieurs raisons. Elle ne se limite pas à l'apparence physique, mais englobe également le bien-être général et la santé à long terme. Voici pourquoi il est crucial de perdre du poids de manière saine :

Santé physique :

Une perte de poids saine peut réduire le risque de maladies chroniques telles que le diabète, les maladies cardiaques et l'hypertension. Elle améliore également la mobilité, l'énergie et la qualité de vie.

Santé mentale :

Atteindre et maintenir un poids santé peut améliorer l'estime de soi, réduire le stress et l'anxiété, et favoriser une image corporelle positive.

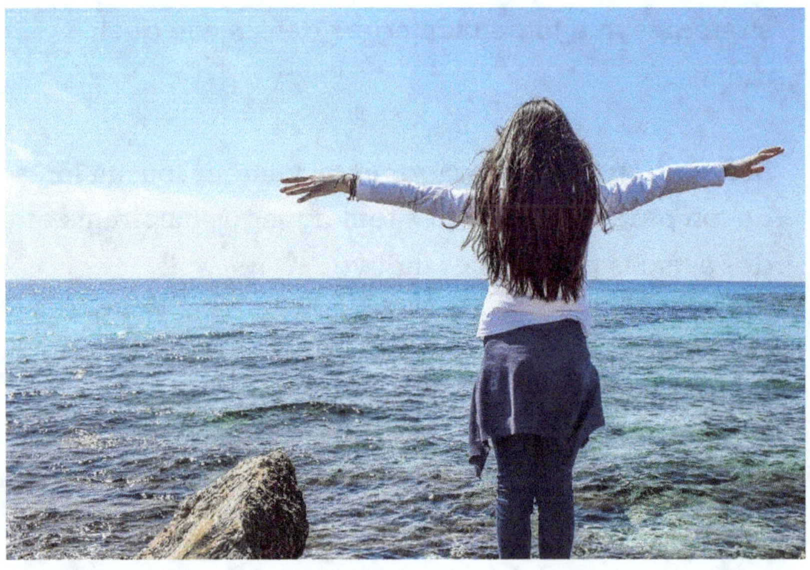

Introduction

Présentation du livre et de ses objectifs

Bienvenue dans "Le Guide Complet pour Maigrir Sainement".

Ce livre a été conçu pour t'accompagner dans ton parcours de perte de poids de manière saine et durable. Que tu sois au début de ton voyage ou que tu cherches à maintenir tes résultats, ce guide te fournira les outils, les connaissances et la motivation nécessaires pour atteindre tes objectifs.

Les objectifs de ce livre sont multiples :

Éducation : T'informer sur les principes fondamentaux de la perte de poids, y compris la nutrition, l'exercice et le métabolisme.

Pratique : Te fournir des conseils pratiques et des stratégies que tu peux intégrer dans ta vie quotidienne.

Motivation : T'encourager et te soutenir tout au long de ton parcours, avec des témoignages inspirants et des astuces pour rester motivé.

Durabilité : Promouvoir des méthodes de perte de poids qui sont saines et durables, évitant les régimes drastiques et les solutions rapides.

Importance de la perte de poids saine
La perte de poids saine est essentielle pour plusieurs raisons. Elle ne se limite pas à l'apparence physique, mais englobe également le bien-être général et la santé à long terme. Voici pourquoi il est crucial de perdre du poids de manière saine :

Santé physique :
Une perte de poids saine peut réduire le risque de maladies chroniques telles que le diabète, les maladies cardiaques et l'hypertension. Elle améliore également la mobilité, l'énergie et la qualité de vie.

Santé mentale :
Atteindre et maintenir un poids santé peut améliorer l'estime de soi, réduire le stress et l'anxiété, et favoriser une image corporelle positive.

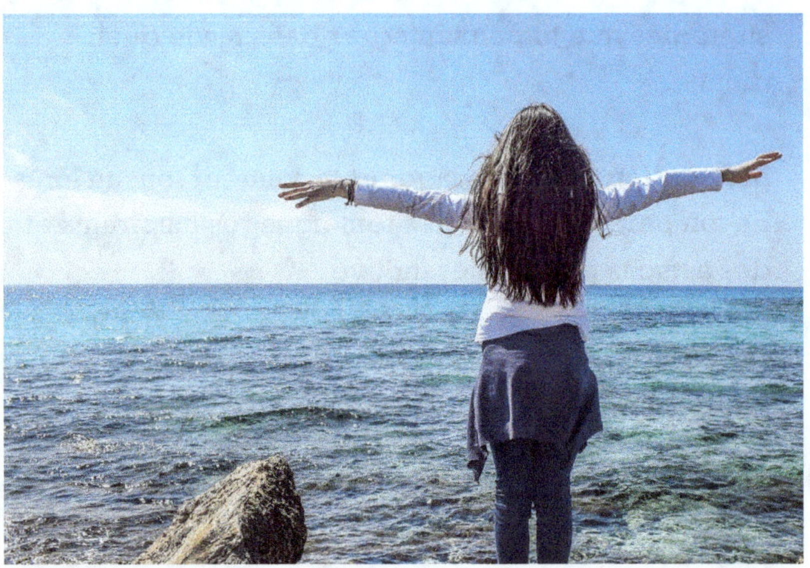

Durabilité : Les méthodes de perte de poids saine sont conçues pour être durables à long terme. Elles évitent les régimes yo-yo et les privations extrêmes, favorisant des habitudes de vie équilibrées et réalistes.

Équilibre nutritionnel : Une approche saine de la perte de poids met l'accent sur une alimentation équilibrée, riche en nutriments essentiels, plutôt que sur la restriction calorique excessive.

Bien-être global : La perte de poids saine contribue à un bien-être global, en intégrant des aspects tels que l'exercice régulier, le sommeil de qualité et la gestion du stress.

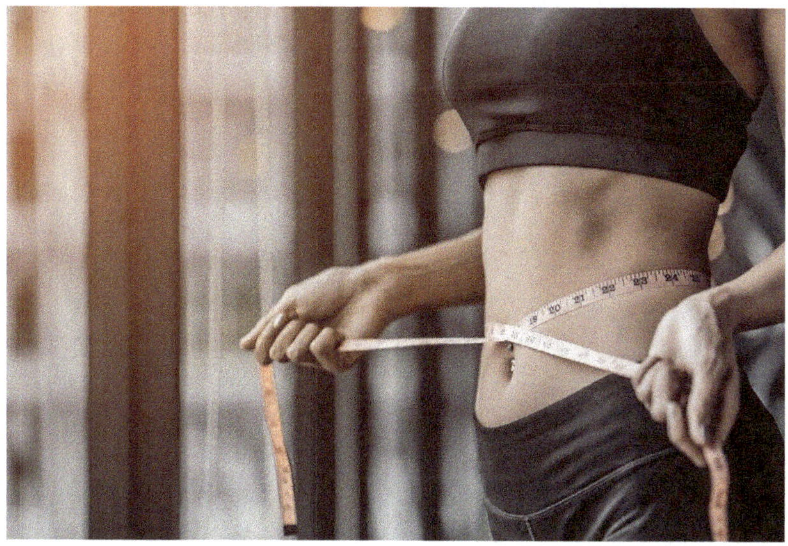

En suivant les conseils et les stratégies présentés dans ce livre, tu seras en mesure de perdre du poids de manière saine et durable, tout en améliorant ta santé et ton bien-être général. Prépare-toi à entamer un voyage transformateur vers une vie plus saine et plus épanouissante.

Chapitre II

Comprendre la Perte de Poids

Les bases de la perte de poids

La perte de poids repose sur un principe fondamental : consommer moins de calories que ce que le corps utilise. Cela crée un déficit calorique, obligeant le corps à puiser dans ses réserves de graisse pour obtenir de l'énergie.

Voici les éléments clés à comprendre :

Déficit calorique : Pour perdre du poids, il faut créer un déficit calorique, c'est-à-dire consommer moins de calories que ce que le corps brûle.

Équilibre énergétique : L'équilibre entre les calories consommées (alimentation) et les calories dépensées (activité physique et métabolisme de base) détermine la prise ou la perte de poids.

Importance de la nutrition : Une alimentation équilibrée et variée est essentielle pour fournir les nutriments nécessaires tout en maintenant un déficit calorique

Métabolisme et calories

Le métabolisme est l'ensemble des processus chimiques qui se produisent dans le corps pour maintenir la vie. Il joue un rôle crucial dans la gestion du poids.
Voici ce qu'il faut savoir :

Métabolisme de base (BMR) : C'est la quantité de calories que le corps brûle au repos pour maintenir les fonctions vitales (respiration, circulation sanguine, etc.). Le BMR varie en fonction de l'âge, du sexe, du poids et de la composition corporelle.

Métabolisme actif : En plus du BMR, le corps brûle des calories par l'activité physique et la digestion des aliments. L'exercice régulier peut augmenter le métabolisme actif.

Calories : Les calories sont une unité de mesure de l'énergie. Les aliments fournissent des calories, et le corps les utilise pour fonctionner. Comprendre la densité calorique des aliments aide à faire des choix alimentaires judicieux.

Comprendre la Perte de Poids

Les bases de la perte de poids
La perte de poids repose sur un principe fondamental : consommer moins de calories que ce que le corps utilise. Cela crée un déficit calorique, obligeant le corps à puiser dans ses réserves de graisse pour obtenir de l'énergie.
Voici les éléments clés à comprendre :

Déficit calorique : Pour perdre du poids, il faut créer un déficit calorique, c'est-à-dire consommer moins de calories que ce que le corps brûle.

Équilibre énergétique : L'équilibre entre les calories consommées (alimentation) et les calories dépensées (activité physique et métabolisme de base) détermine la prise ou la perte de poids.

Importance de la nutrition : Une alimentation équilibrée et variée est essentielle pour fournir les nutriments nécessaires tout en maintenant un déficit calorique

Métabolisme et calories

Le métabolisme est l'ensemble des processus chimiques qui se produisent dans le corps pour maintenir la vie. Il joue un rôle crucial dans la gestion du poids.
Voici ce qu'il faut savoir :

Métabolisme de base (BMR) : C'est la quantité de calories que le corps brûle au repos pour maintenir les fonctions vitales (respiration, circulation sanguine, etc.). Le BMR varie en fonction de l'âge, du sexe, du poids et de la composition corporelle.

Métabolisme actif : En plus du BMR, le corps brûle des calories par l'activité physique et la digestion des aliments. L'exercice régulier peut augmenter le métabolisme actif.

Calories : Les calories sont une unité de mesure de l'énergie. Les aliments fournissent des calories, et le corps les utilise pour fonctionner. Comprendre la densité calorique des aliments aide à faire des choix alimentaires judicieux.

Les mythes courants sur la perte de poids

Il existe de nombreux mythes et idées fausses sur la
perte de poids. Voici quelques-uns des plus courants et la vérité derrière eux :

Mythe : Les régimes drastiques sont efficaces :
Les régimes très restrictifs peuvent entraîner une
perte de poids rapide, mais ils sont souvent insoute-
nables et peuvent conduire à une reprise de poids
rapide. Une approche équilibrée et durable est préférable.

Mythe : Sauter des repas aide à perdre du poids :
Sauter des repas peut ralentir le métabolisme et entraîner des fringales, ce qui peut finalement
conduire à une suralimentation. Il est important de
manger régulièrement des repas équilibrés.

Mythe : Tous les glucides font grossir : Les glucides ne sont pas tous égaux. Les glucides complexes (comme ceux trouvés dans les grains entiers et les légumes) sont une source d'énergie importante et peuvent être inclus dans une alimentation saine. Les glucides simples (comme ceux trouvés dans les sucreries et les boissons sucrées) doivent être consommés avec modération.

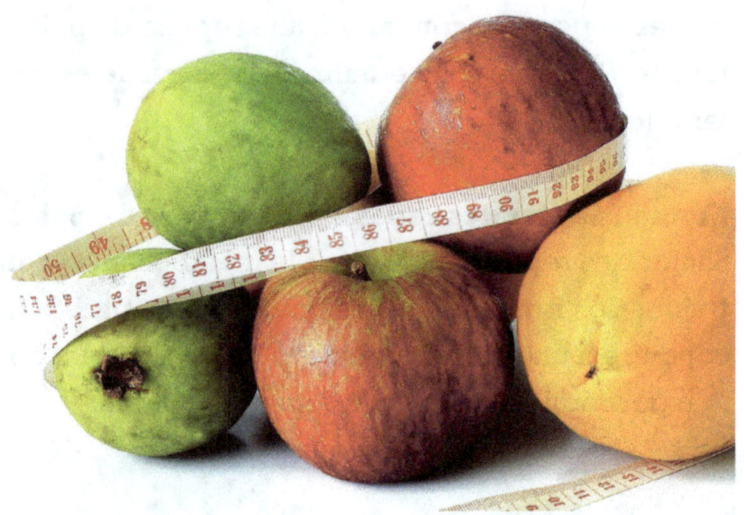

Mythe : Les suppléments de perte de poids sont nécessaires : Les suppléments ne sont pas une solution miracle pour la perte de poids. Une alimentation équilibrée et l'exercice physique sont les clés d'une perte de poids saine et durable.

Chapitre III

Nutrition Équilibrée

Les principes d'une alimentation saine

Une alimentation saine est essentielle pour maintenir un poids santé et un bien-être général. Voici les principes fondamentaux d'une alimentation équilibrée :

Varier les aliments : Consommer une grande variété d'aliments pour s'assurer d'obtenir tous les nutriments nécessaires. Chaque groupe alimentaire apporte des nutriments spécifiques et importants pour la santé.

Modération : Éviter les excès et les carences. Il est important de manger des portions appropriées et de ne pas se priver de certains groupes alimentaires.

Équilibre : Assurer un bon équilibre entre les différents groupes alimentaires. Chaque repas doit contenir une source de protéines, de glucides et de lipides.

Hydratation : Boire suffisamment d'eau tout au long de la journée. L'eau est essentielle pour de nombreuses fonctions corporelles, y compris la digestion et le métabolisme.

Limiter les aliments transformés : Réduire la consommation d'aliments riches en sucres ajoutés, en sel et en graisses saturées. Privilégier les aliments frais et non transformés.

Les groupes alimentaires essentiels

Pour une alimentation équilibrée, il est important de consommer des aliments de chaque groupe alimentaire.

Voici les principaux groupes alimentaires et leurs rôles :

Fruits et légumes :

Riches en vitamines, minéraux et fibres.

Aident à prévenir les maladies chroniques.

Recommandation : Au moins cinq portions par jour.

Protéines :

Essentielles pour la croissance et la réparation des tissus.

Sources : Viande, poisson, œufs, légumineuses, noix et graines.

Recommandation : Varier les sources de protéines et inclure des protéines végétales.

Glucides :

Principale source d'énergie pour le corps.

Sources : Céréales complètes, pain, riz, pâtes, pommes de terre.

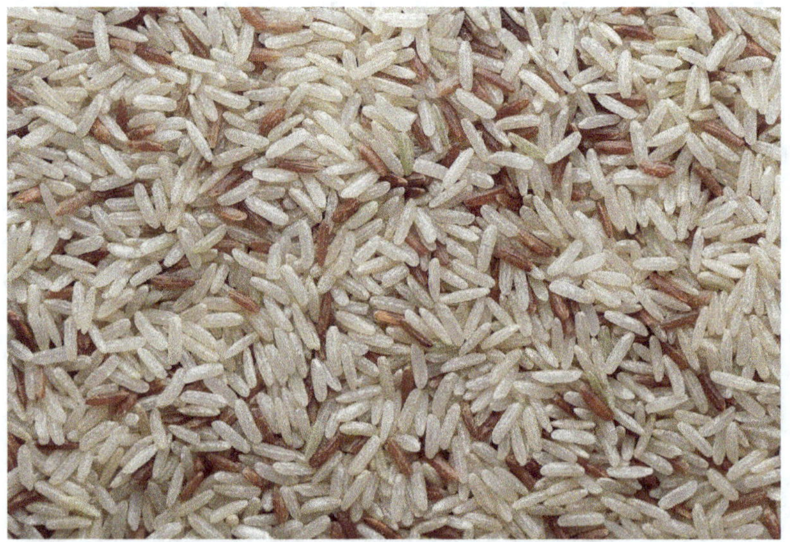

Recommandation : Privilégier les glucides complexes et enlever les sucres raffinés.

Lipides :

Nécessaires pour l'absorption des vitamines liposolubles et la production d'hormones.

Sources : Huiles végétales, avocats, noix...

Recommandation : Choisir des graisses saines et limiter les graisses saturées et trans.

Produits riches en calcium :

Riches en calcium et en vitamine D, importants pour la santé des os.

Planification des repas et des collations

La planification des repas et des collations est essentielle pour maintenir une alimentation équilibrée et éviter les choix alimentaires impulsifs.
Voici quelques conseils pour bien planifier :

Préparer à l'avance : Planifier les repas de la semaine et faire une liste de courses. Préparer certains aliments à l'avance pour gagner du temps.

Équilibrer les repas : Chaque repas doit contenir une source de protéines, de glucides et de lipides, ainsi que des fruits et légumes.

Collations saines : Prévoir des collations saines pour éviter les fringales. Exemples : fruits frais, noix, yaourt, légumes crus avec houmous.

Varier les recettes : Essayer de nouvelles recettes pour éviter la monotonie et découvrir de nouveaux aliments.

Contrôler les portions : Utiliser des assiettes plus petites et être attentif aux signaux de satiété pour éviter de trop manger.

Composez votre MENU

Petit dejeuner

Eau

Fruits :

Sucres lents :

Feculents :

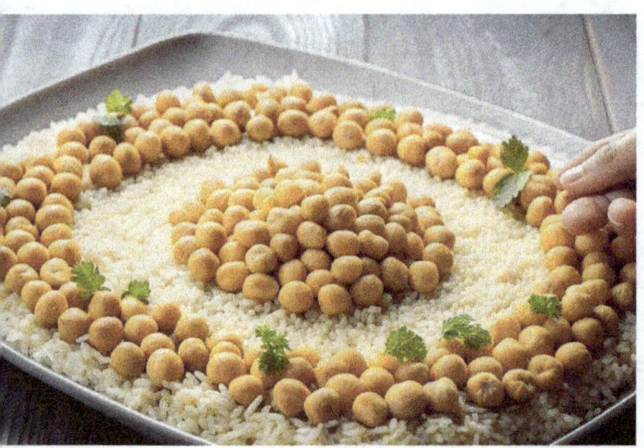

Dejeuner

Entrée crudités :

Proteine :

Legumes :

Feculents :

Encas (optionnel)

fruits

Diner

Entrée crudités :

Legumes :

Feculents

(optionnels) :

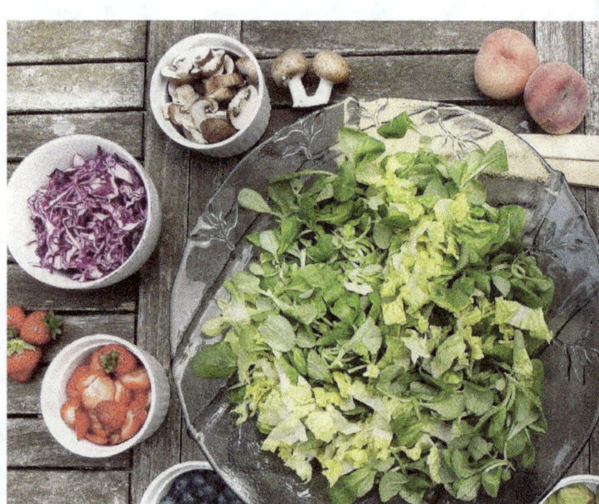

Chapitre IV

Programmes d'Exercices

Importance de l'activité physique

L'activité physique joue un rôle crucial dans la perte de poids et le maintien d'un poids santé.
Voici pourquoi elle est si importante :

Brûler des calories : L'exercice aide à brûler des calories, ce qui contribue à créer un déficit calorique nécessaire pour perdre du poids.

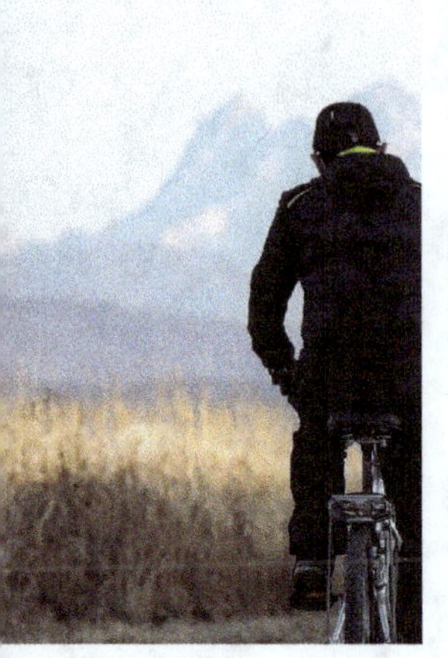

Augmenter le métabolisme : L'activité physique peut augmenter le métabolisme de base, ce qui signifie que le corps brûle plus de calories même au repos.

Améliorer la santé cardiovasculaire : L'exercice régulier renforce le cœur et les poumons, réduisant ainsi le risque de maladies cardiovasculaires.

Renforcer les muscles et les os : L'exercice, en particulier les exercices de résistance, aide à renforcer les muscles et les os, ce qui est essentiel pour la santé globale.

Améliorer l'humeur : L'activité physique libère des endorphines, les hormones du bien-être, qui peuvent aider à réduire le stress et améliorer l'humeur.

Types d'exercices pour la perte de poids

Il existe plusieurs types d'exercices qui peuvent aider à perdre du poids.
Voici les principaux :

Cardio : Les exercices cardiovasculaires, comme la course, la marche rapide, le vélo et la natation, sont efficaces pour brûler des calories et améliorer la santé cardiovasculaire.

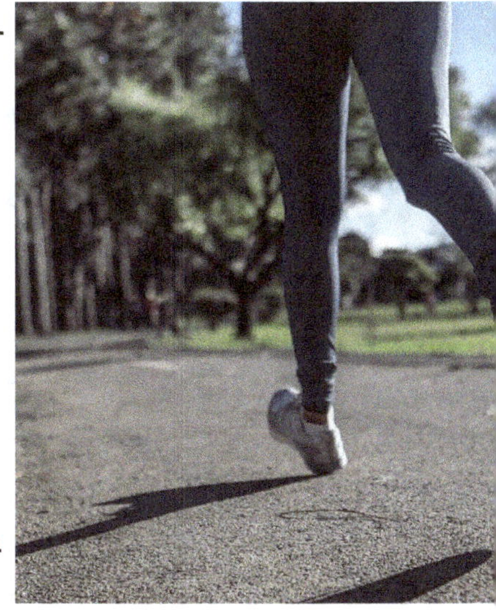

Entraînement en résistance : Les exercices de musculation, comme les poids libres, les machines de musculation et les exercices au poids du corps, aident à construire et à maintenir la masse musculaire, ce qui peut augmenter le métabolisme.

Entraînement par intervalles : Les entraînements par intervalles à haute intensité (HIIT) alternent entre des périodes d'exercice intense et des périodes de repos, ce qui peut être très efficace pour brûler des calories en peu de temps.

Flexibilité et équilibre : Les exercices comme la gym ou les etirements améliorent la flexibilité, l'équilibre et la force musculaire, et peuvent également aider à réduire le stress.

Créer un programme d'exercice personnalisé

Pour créer un programme d'exercice personnalisé,
il est important de prendre en compte tes objectifs,
ton niveau de forme physique actuel et tes préférences.
Voici quelques étapes pour t'aider :

Définir tes objectifs : Que souhaites-tu accomplir ?
Perdre du poids, gagner en muscle, améliorer ta
santé cardiovasculaire ?

Évaluer ton niveau de forme physique : Connaître ton niveau actuel
t'aidera à choisir des exercices appropriés et à éviter les blessures.

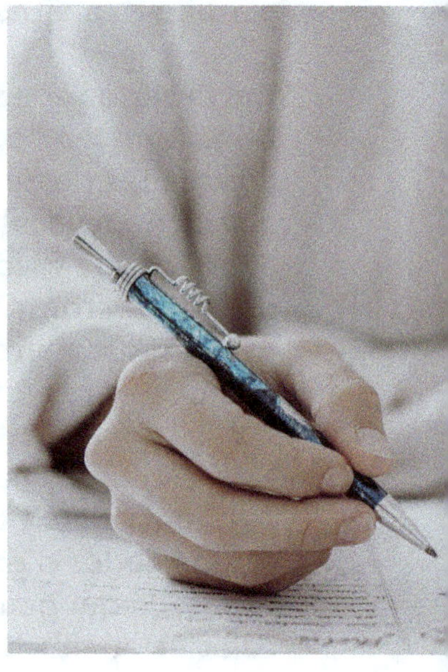

Choisir des exercices que tu aimes : Il est plus facile de rester motivé si tu fais des activités que tu apprécies.

Planifier des séances régulières :
Essayez de faire de l'exercice au
moins 3 à 5 fois par semaine. Alterne entre les différents types
d'exercices pour un programme
équilibré.

Progresser progressivement : Augmente progressivement l'intensité et la durée de tes séances pour
éviter les blessures et continuer à progresser.

Écouter ton corps : Prends des jours de repos lorsque nécessaire et ne te pousse pas au-delà de tes
limites.

Types d'exercices pour la perte de poids

Il existe plusieurs types d'exercices qui peuvent aider à perdre du poids.
Voici les principaux :

Cardio : Les exercices cardiovasculaires, comme la course, la marche rapide, le vélo et la natation, sont efficaces pour brûler des calories et améliorer la santé cardiovasculaire.

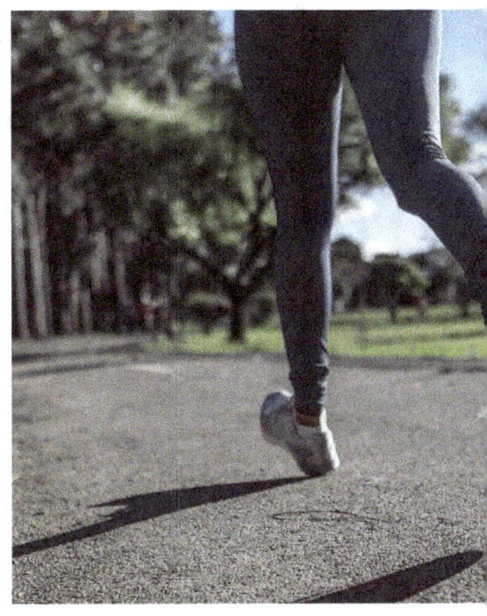

Entraînement en résistance : Les exercices de musculation, comme les poids libres, les machines de musculation et les exercices au poids du corps, aident à construire et à maintenir la masse musculaire, ce qui peut augmenter le métabolisme.

Entraînement par intervalles : Les entraînements par intervalles à haute intensité (HIIT) alternent entre des périodes d'exercice intense et des périodes de repos, ce qui peut être très efficace pour brûler des calories en peu de temps.

Flexibilité et équilibre : Les exercices comme la gym ou les etirements améliorent la flexibilité, l'équilibre et la force musculaire, et peuvent également aider à réduire le stress.

Créer un programme d'exercice personnalisé

Pour créer un programme d'exercice personnalisé, il est important de prendre en compte tes objectifs, ton niveau de forme physique actuel et tes préférences.
Voici quelques étapes pour t'aider :

Définir tes objectifs : Que souhaites-tu accomplir ? Perdre du poids, gagner en muscle, améliorer ta santé cardiovasculaire ?

Évaluer ton niveau de forme physique : Connaître ton niveau actuel t'aidera à choisir des exercices appropriés et à éviter les blessures.

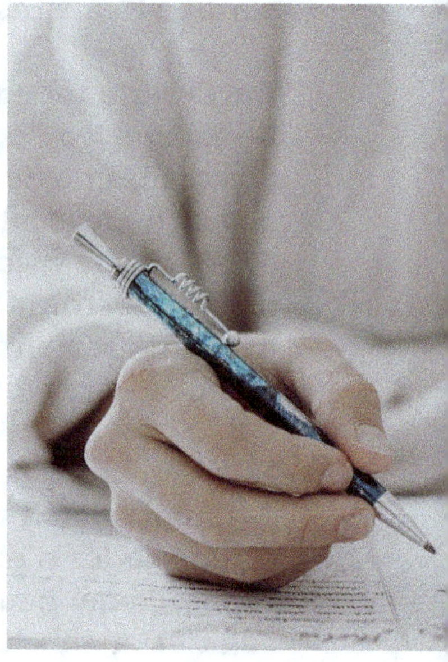

Choisir des exercices que tu aimes : Il est plus facile de rester motivé si tu fais des activités que tu apprécies.

Planifier des séances régulières : Essayez de faire de l'exercice au moins 3 à 5 fois par semaine. Alterne entre les différents types d'exercices pour un programme équilibré.

Progresser progressivement : Augmente progressivement l'intensité et la durée de tes séances pour éviter les blessures et continuer à progresser.

Écouter ton corps : Prends des jours de repos lorsque nécessaire et ne te pousse pas au-delà de tes limites.

Chapitre V

Gestion du Stress et du Sommeil

L'impact du stress sur la perte de poids

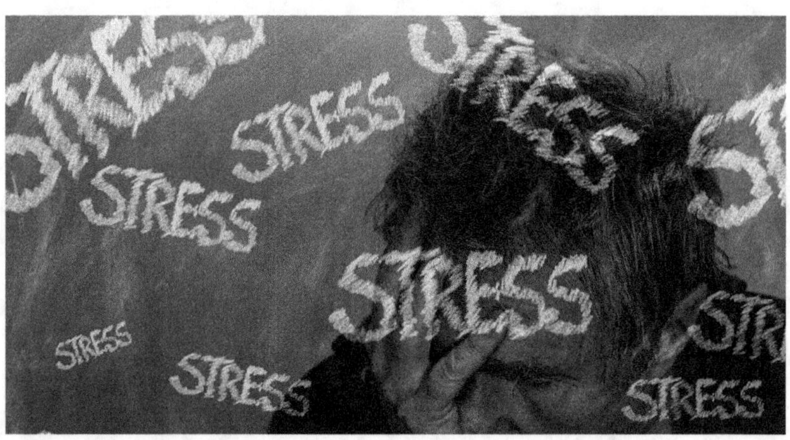

Le stress peut avoir un impact significatif sur la perte de poids.
Voici comment :

Hormones du stress : Le stress chronique augmente les niveaux de cortisol, une hormone qui peut favoriser le stockage des graisses, en particulier autour de l'abdomen.

Comportements alimentaires : Le stress peut entraîner des comportements alimentaires malsains, comme la suralimentation ou le grignotage émotionnel.

Énergie et motivation : Le stress peut réduire l'énergie et la motivation pour faire de l'exercice et préparer des repas sains.

Techniques de gestion du stress

Il est important de trouver des moyens efficaces de gérer le stress pour soutenir la perte de poids. Voici quelques techniques :

Exercice physique : L'activité physique est un excellent moyen de réduire le stress et d'améliorer l'humeur.

Méditation et respiration profonde : Ces techniques peuvent aider à calmer l'esprit et à réduire les niveaux de stress.

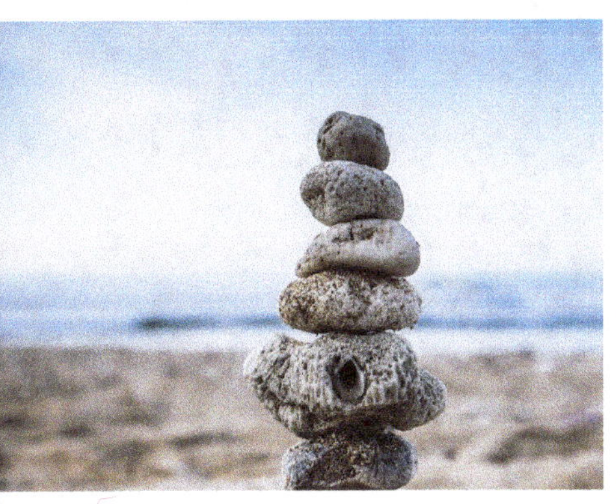

Temps pour soi : Prendre du temps pour des activités que tu aimes, comme lire, écouter de la musique ou passer du temps avec des amis, peut aider à réduire le stress.

Organisation et planification : Planifier tes journées et tes tâches peut réduire le stress lié à la gestion du temps et des responsabilités.

Parler à quelqu'un : Parler de tes préoccupations avec un ami, un membre de la famille ou un professionnel peut aider à alléger le stress.

Importance du sommeil et conseils pour bien dormir

Le sommeil est essentiel pour la perte de poids et la santé globale.
Voici pourquoi et comment améliorer ton sommeil :

Récupération : Le sommeil permet au corps de récupérer et de se réparer, ce qui est crucial pour la perte de poids et la santé musculaire.

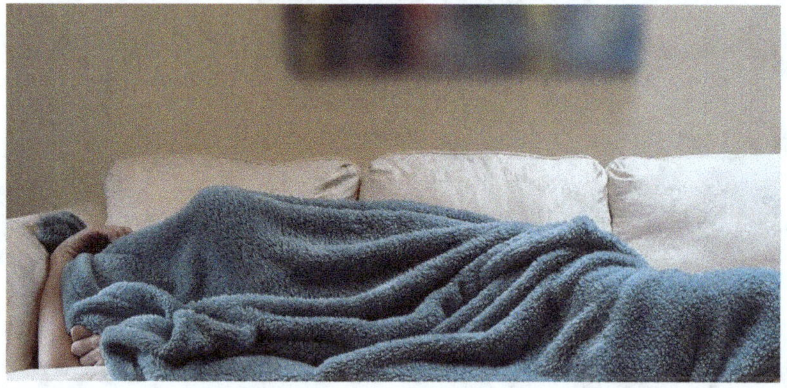

Régulation des hormones : Le sommeil aide à réguler les hormones de la faim, comme la leptine et la ghréline, ce qui peut aider à contrôler l'appétit.

Énergie et motivation : Un bon sommeil améliore l'énergie et la motivation pour faire de l'exercice et préparer des repas sains.

Conseils pour bien dormir :

Routine de sommeil : Essaie de te coucher et de te lever à la même heure chaque jour.

Environnement de sommeil : Crée un environnement propice au sommeil, avec une chambre sombre, calme et fraîche.

Éviter les écrans : Limite l'utilisation des écrans avant de te coucher, car la lumière bleue peut perturber le sommeil.

Relaxation : Pratique des techniques de relaxation avant de te coucher, comme la lecture, la méditation ou un bain chaud.

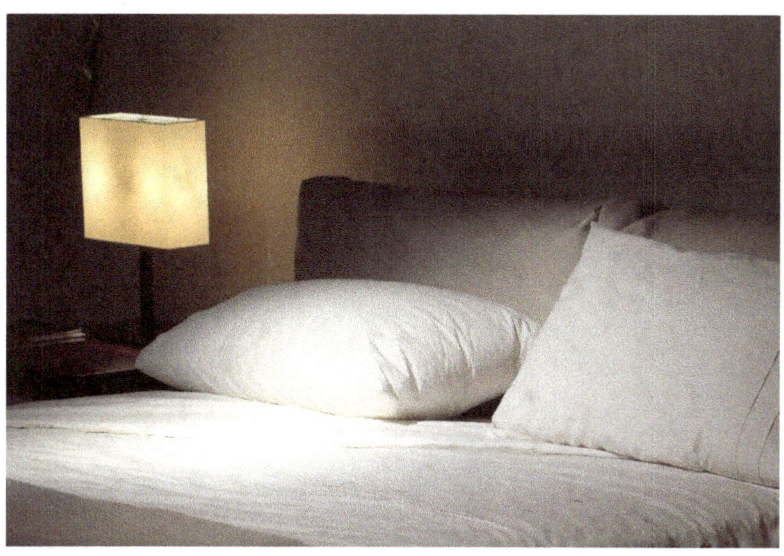

Chapitre VI

Suivi et Motivation

Fixer des objectifs réalistes

Fixer des objectifs réalistes est essentiel pour rester motivé et atteindre tes objectifs de perte de poids. Voici comment :

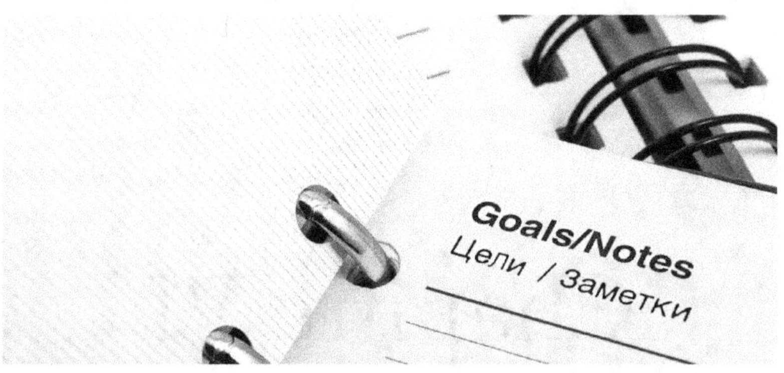

Spécifiques : Les objectifs doivent être clairs et précis. Par exemple, "perdre 5 kg en 3 mois" est plus spécifique que "perdre du poids".

Mesurables : Les objectifs doivent être mesurables pour suivre tes progrès. Utilise des outils comme une balance, un ruban à mesurer ou des photos avant/après.

Atteignables : Les objectifs doivent être réalistes et atteignables en fonction de ton niveau de forme physique et de ton mode de vie.

Pertinents : Les objectifs doivent être pertinents

Rester motivé et surmonter les obstacles

La motivation peut fluctuer au cours de ton parcours de perte de poids.
Voici quelques conseils pour rester motivé et surmonter les obstacles :

Trouver un soutien : Entoure-toi de personnes qui te soutiennent, comme des amis, de la famille ou un groupe de soutien.

Célébrer les petites victoires : Reconnais et célèbre tes progrès, même les plus petits, pour rester motivé.

Varier les activités : Change régulièrement tes routines d'exercice et tes repas pour éviter la monotonie.

Se rappeler pourquoi : Garde à l'esprit tes motivations personnelles et les raisons pour lesquelles tu veux perdre du poids.

Être patient : La perte de poids est un processus qui prend du temps. Sois patient et persévérant, même si les résultats ne sont pas immédiats.

Apprendre des échecs : Si tu rencontres des obstacles ou des revers, utilise-les comme des opportunités pour apprendre et t'améliorer.

Pour vous aider, il faut :

Planifier
votre programme à l'année
et vos objectifs à atteindre

A l'aide des tableaux ci-après,
mois par mois vous pouvez :

Planifier vos efforts

mais aussi

Noter les resultats

Janvier

Objectifs sportifs

Ex. Marcher 1h chaque jour
Courir 20 mn 1 fois par semaine

Objectifs alimentaires

Ex. reduire le sucre
Cuisiner moi-même mes desserts de la semaine

Resultats en fin de mois

Ex. perte de 500g
Moins de fringale

Février

Objectifs sportifs

Objectifs alimentaires

Resultats en fin de mois

Mars

Objectifs sportifs

Objectifs alimentaires

Resultats en fin de mois

Avril

Objectifs sportifs

Objectifs alimentaires

Resultats en fin de mois

Mai

Objectifs sportifs

Objectifs alimentaires

Resultats en fin de mois

Juin

Objectifs sportifs

Objectifs alimentaires

Resultats en fin de mois

Juillet

Objectifs sportifs

Objectifs alimentaires

Resultats en fin de mois

Aout

Objectifs sportifs

Objectifs alimentaires

Resultats en fin de mois

Juillet

Objectifs sportifs

Objectifs alimentaires

Resultats en fin de mois

Aout

Objectifs sportifs

Objectifs alimentaires

Resultats en fin de mois

Septembre

Objectifs sportifs

Objectifs alimentaires

Resultats en fin de mois

Octobre

Objectifs sportifs

Objectifs alimentaires

Resultats en fin de mois

Novembre

Objectifs sportifs

Objectifs alimentaires

Resultats en fin de mois

Décembre

Objectifs sportifs

Objectifs alimentaires

Resultats en fin de mois

Novembre

Objectifs sportifs

Objectifs alimentaires

Resultats en fin de mois

Décembre

Objectifs sportifs

Objectifs alimentaires

Resultats en fin de mois

Chapitre VII

Recettes faciles et délicieuses pour perdre du poids

Une alimentation saine et équilibrée est essentielle pour perdre du poids de manière durable. Voici quelques recettes faciles et délicieuses qui peuvent t'aider dans ton parcours de perte de poids :

Salade de quinoa et légumes

Ingrédients : Quinoa, tomates cerises, concombre, poivron, avocat, oignon rouge, persil, jus de citron, huile d'olive, sel et poivre.

Préparation : Cuire le quinoa selon les instructions. Couper les légumes en petits morceaux. Mélanger le tout avec le jus de citron, l'huile d'olive, le sel et le poivre.

Tofu fumé grillé aux légumes

Ingrédients : lamelles de tofu, courgettes, poivrons, oignons, huile d'olive, herbes de Provence, sel et poivre.

Préparation : Assaisonner le tofu fumé avec les herbes, le sel et le poivre. Griller le ptofu et les légumes jusqu'à ce qu'ils soient cuits.

Chapitre VII

Recettes Saines

Recettes faciles et délicieuses pour perdre du poids

Une alimentation saine et équilibrée est essentielle pour perdre du poids de manière durable.
Voici quelques recettes faciles et délicieuses qui peuvent t'aider dans ton parcours de perte de poids :

Salade de quinoa et légumes
Ingrédients : Quinoa, tomates cerises, concombre, poivron, avocat, oignon rouge, persil, jus de citron, huile d'olive, sel et poivre.

Préparation : Cuire le quinoa selon les instructions. Couper les légumes en petits morceaux. Mélanger le tout avec le jus de citron, l'huile d'olive, le sel et le poivre.

Tofu fumé grillé aux légumes
Ingrédients : lamelles de tofu, courgettes, poivrons, oignons, huile d'olive, herbes de Provence, sel et poivre.

Préparation : Assaisonner le tofu fumé avec les herbes, le sel et le poivre. Griller le ptofu et les légumes jusqu'à ce qu'ils soient cuits.

Recettes Saines

Smoothie vert

Ingrédients : Épinards, banane, pomme, lait d'amande, graines de chia.

Préparation : Mixer tous les ingrédients jusqu'à obtenir une consistance lisse.

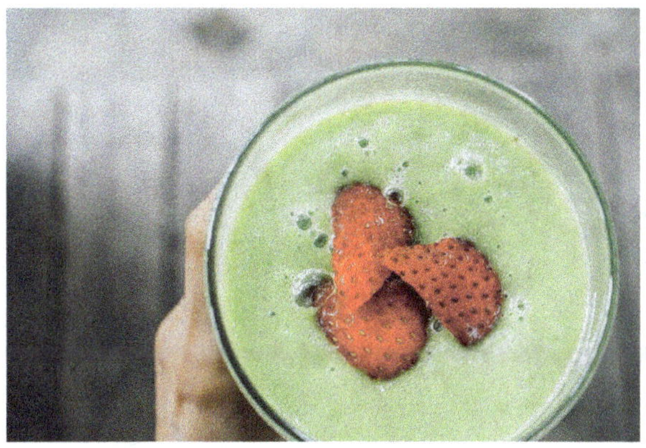

Avoine du lendemain

Ingrédients : Flocons d'avoine, lait d'amande, yaourt, fruits frais, miel.

Préparation : Mélanger tous les ingrédients dans un bocal et laisser reposer au réfrigérateur pendant la nuit.

Omelette aux légumes

Ingrédients : Œufs, épinards, tomates, champignons, fromage râpé.

Préparation : Battre les œufs et les cuire avec les légumes.

Wrap vegetarien et avocat

Ingrédients : Tortilla de blé complet, lamelles de tofu, avocat, laitue, tomate.

Préparation : Garnir la tortilla avec les ingrédients et
rouler.

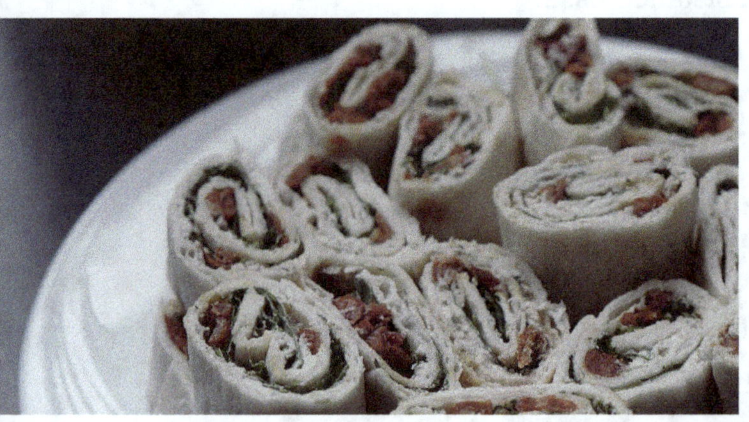

Soupe de lentilles

Ingrédients : Lentilles, carottes, céleri, oignon, ail,
bouillon de légumes, épices.

Préparation : Faire re-
venir les légumes,
ajouter les lentilles et
le bouillon, et cuire
jusqu'à ce que les len-
tilles soient tendres.

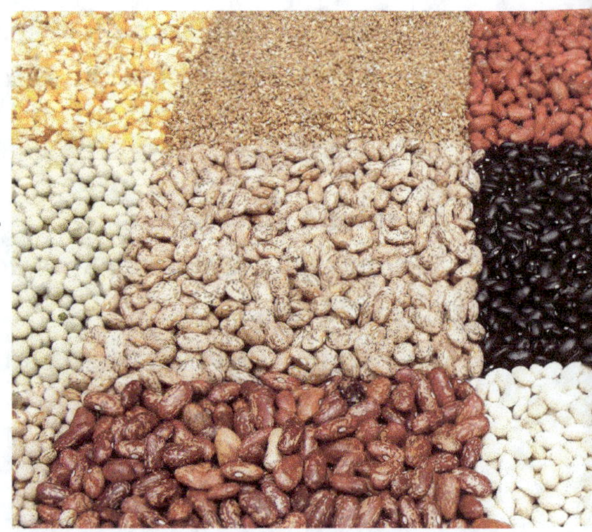

Petits legumes sautés

Ingrédients : courgettes, oignons, potimarron, pommes de terre, huile d'olive, sel.

Préparation : Faire revenir les legumes ensemble avec un fond d'huile d'olive pendant 5mn, puis verser ½ verre d'eau et couvrir a feu doux 10 mn.

Soupe de légumes

Ingrédients : Légumes variés (carottes, courgettes, navet, pommes de terre, fenouil, potiron),

Préparation : Faire revenir les légumes 5mn ala poele puis ajouter de l'eau et laisser mijoter puis mixer et ajouter des vermicelles et finir la cuisson jusqu'à ce que les vermicelle soient tendres.

Assiette de crudités

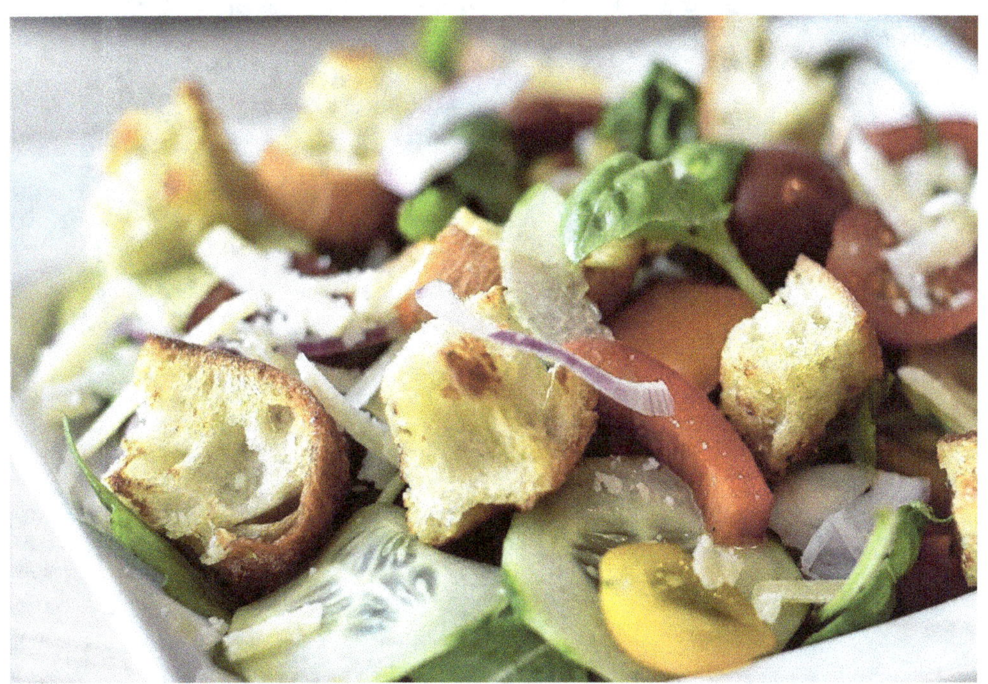

Bâtonnets de légumes avec houmous

Ingrédients : Carottes, concombres, poivrons, houmous.

Préparation : Couper les légumes en bâtonnets et les servir avec du houmous.

Yaourt grec avec fruits et noix

Ingrédients : Yaourt grec, fruits frais (baies, banane), noix.

Préparation : Mélanger le yaourt avec les fruits et les noix.

L'eau reste l'élément indispensable à l'organisme pour une santé continuelle !

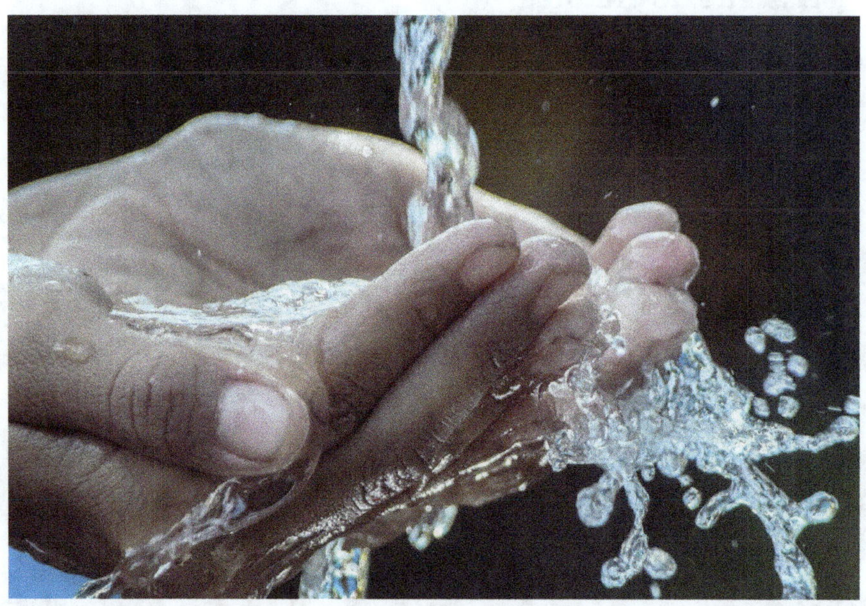

Chapitre VIII

Témoignages et Histoires de Réussite

Histoires inspirantes de personnes ayant réussi à perdre du poids

Les témoignages de personnes ayant réussi à perdre du poids peuvent être une source d'inspiration et de motivation. Voici quelques histoires inspirantes :

Marie, 35 ans :
Marie a perdu 20 kg en un an en adoptant une alimentation équilibrée et en intégrant la marche quotidienne dans sa routine. Elle attribue son succès à la planification des repas et au soutien de sa famille.

Jean, 42 ans :
Jean a perdu 15 kg en six mois grâce à un programme de musculation et de cardio. Il a également réduit sa consommation de sucre et de produits transformés. Jean souligne l'importance de la persévérance et de la patience.

Sophie, 28 ans :
Sophie a perdu 10 kg en huit mois en pratiquant le yoga et en suivant un régime végétarien. Elle a trouvé que la méditation l'aidait à gérer le stress et à rester concentrée sur ses objectifs.

Leurs conseils et astuces

Voici quelques conseils et astuces de ces personnes inspirantes :

Marie :
"Planifie tes repas à l'avance et prépare des collations saines pour éviter les tentations."

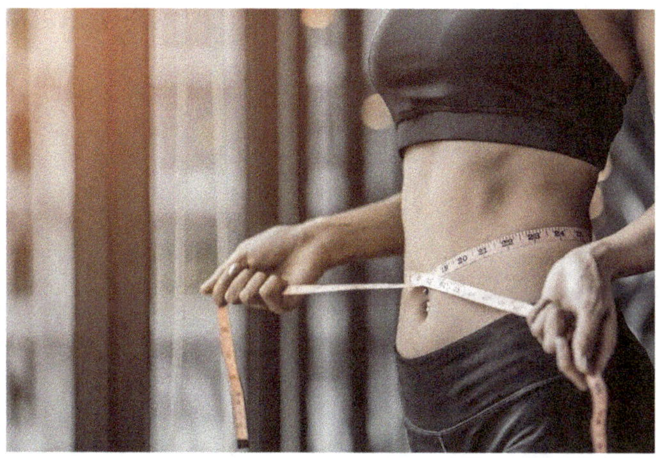

Jean :
"Ne te décourage pas si tu ne vois pas de résultats immédiats. La persévérance est la clé."

Sophie :
"Trouve une activité physique que tu aimes et intègre-la dans ta routine quotidienne."

Chapitre IX

Questions Fréquentes
Réponses aux questions courantes sur la perte de poids

Combien de poids puis-je perdre en une semaine ?
Une perte de poids saine est généralement de 0,5 à 1 kg par semaine. Perdre du poids trop rapidement peut être dangereux et insoutenable.

Dois-je éviter les glucides pour perdre du poids ?
Non, les glucides sont une source importante d'énergie. Il est préférable de choisir des glucides complexes comme les grains entiers et les légumes. (Les sucres lents sont bénéfiques et essentielles, contrairement aux sucres rapides qui n'ont pas les memes effets).

Les suppléments de perte de poids sont-ils efficaces ?
Les suppléments ne sont pas nécessaires pour perdre du poids. Une alimentation équilibrée, l'exercice physique et l'usage de l'eau sont les clés d'une perte de poids saine.

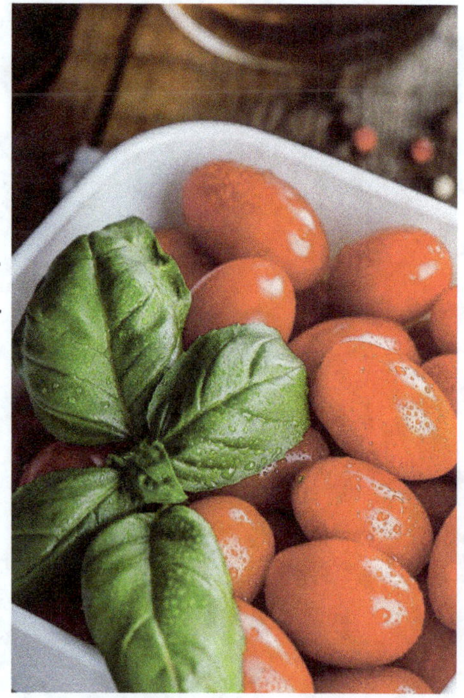

- Puis-je manger des collations ?

Oui, les collations saines peuvent faire partie d'une alimentation équilibrée. Choisis des options comme des fruits, des légumes, des noix ou du yaourt.

- Comment rester motivé ?

Fixe des objectifs réalistes, célèbre tes progrès et entoure-toi de soutien. Varie tes activités et rappelle-toi pourquoi tu as commencé.

- Je ne vois pas de résultats, que dois-je faire ?

La perte de poids peut prendre du temps. Assure-toi de suivre un plan équilibré et de rester patient. Si tu es préoccupé, consulte un professionnel de la santé.

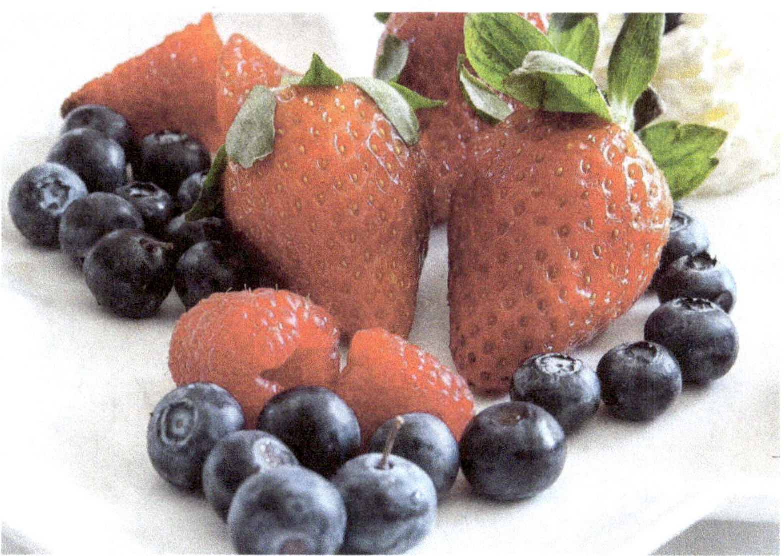

Nous verrons les 8 ois de la santé pour une santé optimale et maximale !

Les 8 lois de la santé

L'air pur

La lumière du soleil

La tempérance

Le repos

L'exercice physique

L'alimentation

L'eau

La confiance en Dieu*

* source Wikipedia

Conclusion

Récapitulatif des points clés
Pour conclure, voici un récapitulatif des points clés
abordés dans ce livre :

Comprendre la perte de poids : La perte de poids
repose sur un déficit calorique et une alimentation
équilibrée.

Nutrition équilibrée : Consommer une variété d'aliments de chaque groupe alimentaire et planifier ses
repas.

Exercice physique : Intégrer des exercices cardiovasculaires, de résistance et de flexibilité dans ta
routine.

Gestion du stress et du sommeil : Gérer le stress
et assurer un sommeil de qualité pour soutenir la
perte de poids.

Suivi et motivation : Fixer des objectifs réalistes,
suivre ses progrès et rester motivé.

Recettes saines : Préparer des repas et des collations équilibrés et délicieux.

Témoignages et conseils : S'inspirer des histoires
de réussite et appliquer leurs conseils.

Notes

Notes

Notes

Notes

Notes

Notes

Notes

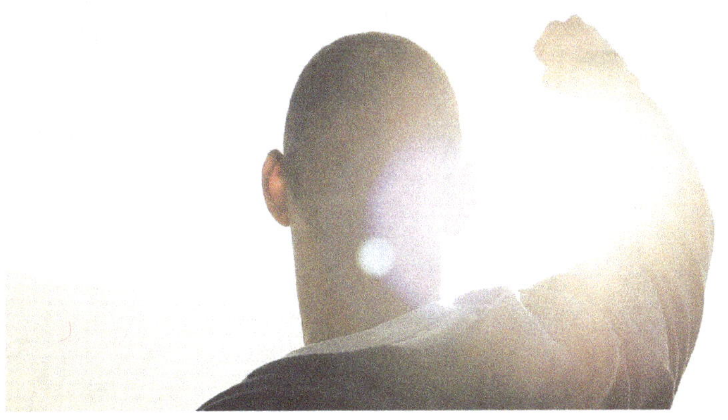

En suivant les conseils et les stratégies présentés
dans ce livre, tu seras en mesure de perdre du poids
de manière saine et durable, tout en améliorant ta
santé et ton bien-être général. Bonne chance dans
ton parcours vers une vie plus saine et plus épanouissante !

www.ingramcontent.com/pod-product-compliance
Lightning Source LLC
Chambersburg PA
CBHW061306250726
48653CB00002B/813